AF324533

PROJET

D'ÉTABLISSEMENT

D'UNE

INFIRMERIE VÉTÉRINAIRE

A SAINT-ÉTIENNE.

⸺✻◉✻⸺

SAINT-ÉTIENNE,

IMPRIMERIE DE D. SAURET, RUE SAINT-LOUIS.

1820.

PROJET

D'ÉTABLISSEMENT

D'UNE

INFIRMERIE VÉTÉRINAIRE

A SAINT-ÉTIENNE.

———

On sait combien sont nombreuses les maladies qui affectent les animaux domestiques. Il est certain que depuis qu'ils ont été domptés par l'homme, ils sont sujets à des affections plus graves et plus multipliées que dans l'état sauvage.

Parmi ces animaux, le chien, le cheval et le bœuf tiennent le premier rang, à raison des nombreux services qu'ils rendent à l'homme. Le chien est le gardien de sa maison, le compagnon de ses travaux : il prend part à ses plaisirs et à ses peines ; et pour prix de son affection et de son inviolable fidélité, il ne demande qu'une caresse et un morceau de pain. Le cheval, le plus noble et le plus fier des animaux, semblait né pour l'indépendance; mais l'homme le soumit à son empire. Il l'associa à ses travaux, et lui fit partager les dangers de la guerre, où lui seul devait cueillir des lauriers. Le bœuf, à qui la nature a refusé la forme élégante du cheval, ainsi que son agilité, a d'autres qualités qui ne le rendent pas moins précieux. Il est doué de force et d'une patience à toute épreuve. Il rend de plus longs et de plus nombreux services que le cheval; et dans sa vieillesse, il nourrit de sa chair le laboureur dont il fertilisa les champs par ses sueurs.

Ces fidèles serviteurs étaient trop utiles à l'homme pour qu'il ne s'intéressât pas à leur sort, et pour qu'il ne cherchât pas à les soulager dans leurs souffrances, et à leur rendre la santé lorsqu'ils l'avaient perdue. De là, l'origine de la médecine vétérinaire qui ne fut long-temps exercée que par des hommes dont la profonde ignorance attestait suffisamment l'incapacité. Aussi, est-il vrai de dire que la médecine vétérinaire est toute nouvelle, car elle ne date que du milieu du siècle dernier. Ce fut alors que le célèbre Bourgelat entreprit avec succès de lui assigner des principes certains, en lui donnant pour base l'anatomie et la physiologie. Sous un tel maître, qui ne marchait qu'éclairé du flambeau de l'expérience, la médecine vétérinaire cessa d'être une routine, et devint une véritable science. Les successeurs de Bourgelat, en suivant ses traces, lui ont fait faire d'immenses progrès; et profitant des découvertes des médecins modernes, ils sont parvenus à placer leur art presque au niveau de la médecine humaine.

Sans doute cette dernière aura toujours

sur lui une prééminence incontestable, parce que les sujets sur lesquels elle agit appartiennent à notre espèce; mais il n'est pas moins vrai que le médecin vétérinaire fait les mêmes études que les plus célèbres docteurs. Avant de se livrer à l'exercice de son état, il doit non seulement posséder à fond *l'anatomie comparée, la physiologie, la pathologie, la thérapeutique, la pharmacie et l'hygiène;* il faut encore qu'il ait les connaissances requises *en physique, en chimie, en mécanique et en histoire naturelle,* et qu'il connaisse *la médecine légale,* pour dresser des procès-verbaux, lorsqu'il en est requis, dans les cas de délits, d'empoisonnemens, d'épizootie, de maladies rédhibitoires, etc.

La maréchallerie ne doit pas non plus lui être étrangère. Il est nécessaire qu'il la connaisse dans tous ses détails, afin qu'il sache au besoin forger toute sorte de fers, et leur donner la forme convenable. L'expérience prouve que les chevaux ne boîtent le plus souvent que parce qu'ils ont une mauvaise ferrure : il est donc indispensable de la remplacer par une nouvelle qui soit mieux appropriée à la conformation de leurs pieds. Si ces moyens sont insuffisans, on est forcé d'avoir recours à des opérations chirurgicales très-douloureuses et très-délicates ; car il faut encore que le vétérinaire joigne aux connaissances médicales énumérées ci-dessus, celles non moins importantes de la *chirurgie*.

Que penser après cela de l'imprudence de ceux qui ne craignent pas de confier des bêtes de prix à des hommes dépourvus de toute instruction, qui prescrivent au hasard des médicamens dont ils ignorent la composition et les propriétés? Le nombre de ces empyriques est plus grand qu'on ne croit : ce n'est pas seulement dans les campagnes qu'ils exercent leur funeste influence, elle s'étend jusqu'au sein des villes; mais les propriétaires apprennent chaque jour à leurs dépens combien l'on doit se défier de cette espèce de charlatans. Bientôt tout le monde les appréciera à leur juste valeur, et l'on n'accordera plus sa confiance qu'à des hommes de l'art, capables de la justifier.

L'état maladif d'un animal exige plus de soin qu'on ne pense, et ce n'est pas trop de toute la science d'un habile vétérinaire pour découvrir, à la seule inspection du sujet affecté, quel est le genre de sa maladie, et quels sont les médicamens propres à rétablir sa santé. Mais c'est là que se bornent les fonctions du vétérinaire ; l'exécution de ses ordonnances est confiée à un autre, et ce n'est point à un garde-malade, mais à un domestique chargé de soins plus importans, ou à un palefrenier qui en soigne un grand nombre de bien portans, et qui bien souvent néglige ceux qui sont malades, soit en faisant mal, soit en ne faisant que la moitié de ce qui est ordonné. Il est surtout un mal auquel le vétérinaire ne saurait remédier : c'est celui résultant de l'élévation des prix de loyer dans les grandes villes, et surtout à Saint-Étienne, où l'on ne trouve en général que des écuries trop petites, mal aérées et malsaines, et qui le deviennent bien plus encore lorsqu'il y a un ou plusieurs chevaux malades.

Joignez à cela la difficulté qu'on éprouve pour préparer convenablement chez les propriétaires les médicamens qui doivent être administrés chauds, et quelquefois même bouillans, comme cela est nécessaire pour les cataplasmes, les bains et les fumigations. Cette difficulté devient bien plus grande, lorsque ces préparations se font à des étages élevés, et qu'il faut faire cuire dans une cuisine des drogues qui répandent une odeur insupportable.

Ces inconvéniens faisaient désirer à plusieurs personnes qu'il fût formé un établissement public, où l'on pût recevoir et traiter les animaux malades, moyennant un prix modéré. Convaincu, de son côté, par une longue expérience, des nombreux avantages qu'on en pourrait retirer, le sieur Noiraud, vétérinaire, breveté en 1812 par l'école royale de Lyon, employé en ladite qualité dans plusieurs régimens de cavalerie, et domicilié à Saint-Étienne depuis 1819, a l'honneur de proposer aux habitans de cette ville de former une *souscription* pour l'établissement d'une *infirmerie vétérinaire* ou *hôpital pour les animaux*, auquel seront joints *un laboratoire, une pharmacie et une maréchallerie*.

L'infirmerie sera composée d'une écurie qui pourra contenir de dix à douze chevaux, qui auront chacun leur case et leur baquet séparés, avec un écriteau attaché au ratelier, portant l'indication des maladies dont ils sont affectés.

Dans une partie de l'écurie, il y aura *un travail* pour suspendre les chevaux, en cas de besoin; de plus, un appareil pour les assujétir, après l'opération dite de la *queue à l'anglaise.*

Le laboratoire contiendra un fourneau, avec une ou plusieurs chaudières pour préparer les médicamens, des baquets pour les bains de pieds, des hachoirs pour préparer des cataplasmes, ainsi que tous les instrumens de chirurgie.

La pharmacie sera pourvue de drogues, de boîtes, de bocaux et flacons, contenant toute sorte de médicamens préparés à l'avance.

Rien ne sera négligé pour la propreté et la salubrité de l'infirmerie. Des fumigations désinfectantes seront faites toutes les semaines, et plus souvent si le besoin l'exige.

Aucun animal affecté de maladie con-

tagieuse ne sera admis dans cette infirmerie : un autre local sera destiné à les
recevoir.

Les chevaux auront chacun une cou-
verture de laine en hiver, qui sera échan-
gée contre une de toile en été. Un re-
gistre *ad hoc* contiendra, par ordre de
date et de numéro, le signalement des
chevaux, leurs maladies et les noms et
prénoms des personnes à qui ils appartiennent.

Le pansement * se fera régulièrement
deux fois par jour : en été, à cinq heures du matin et à sept heures du soir;
et en hiver, à sept heures du matin et
à quatre heures du soir : la durée du
pansement sera d'une heure le matin et
autant le soir.

Un réglement sera affiché à la princi-

* On entend parler ici du *pansement médical* fait
par le vétérinaire, qu'il ne faut pas confondre avec le
pansage, qui est l'ouvrage du palefrenier.

pale porte de l'établissement, où l'on pourra en prendre lecture.

On trouvera dans l'atelier de maréchallerie plusieurs espèces de fers de chevaux, tels que *fers à la turque*, *fers à planche*, *fers à bosse*, etc., qui s'adapteront parfaitement aux différentes formes des pieds des chevaux. Une certaine quantité de fers seront forgés sans étampures. Ces dernières ne seront faites que lorsque le cheval sera amené. C'est le meilleur moyen de ferrer solidement et proprement, tout en ménageant la corne ou sabot du cheval, ce que les maréchaux font rarement.

Comme les frais nécessaires pour former l'établissement dont il s'agit, ne peuvent manquer d'être considérables, le sieur Noiraud ne pourra l'entreprendre qu'autant qu'il serait fait une souscription, et que le nombre des souscripteurs serait assez grand pour le couvrir de ses dépenses.

Il prévient en conséquence les personnes qui approuvent son projet, qu'elles pourront souscrire à son domicile, situé à Saint-Étienne, rue Neuve, n.° 14, ainsi que chez MM. *Escoffier*, *Lacour*, *Cadot*, *Bourgaud*, *Chanrion*, *Guedon*, *Leclerc* et *Monier*, cafetiers à Saint-Étienne, où se trouvent déposés des tableaux destinés à recevoir les signatures des souscripteurs qui voudront bien remplir, d'une manière lisible, les diverses indications contenues dans chaque colonne.

On ne paiera rien d'avance.

Les tableaux de souscription contiennent trois sortes d'abonnemens.

Le premier est annuel. Son prix est de 24 fr. pour chaque cheval, malade ou non, pour traitement, fourniture et opérations chirurgicales. La nourriture sera payée à part.

Le second est de 3 fr. par jour, y compris la nourriture, pour chaque cheval malade, pendant tout le temps que durera la maladie.

Le troisième abonnement, pour la ferrure d'un ou plusieurs chevaux, sera de 3o, 36 à 4o fr. par an pour chacun d'eux.

Les personnes qui ne voudraient pas souscrire, pourront néanmoins faire recevoir dans l'infirmerie leurs animaux malades, en s'engageant à payer leur dépense, ou en convenant à l'avance d'un prix raisonnable.

Le sieur Noiraud donne chez lui des consultations, et fournit des médicamens à ceux qui veulent traiter eux-mêmes leurs animaux.

Il se charge d'examiner les chevaux au moment de l'acquisition, et continue ses visites en ville et en campagne.

FIN.

www.ingramcontent.com/pod-product-compliance
Lightning Source LLC
LaVergne TN
LVHW010304060726
842527LV00007B/2863